東方出版社 | **体育养生专家** 胡晓飞 / 著

乾隆健身术
站势

图书在版编目（CIP）数据

乾隆健身术.站势/胡晓飞 著.—北京：东方出版社，2012.12
ISBN 978-7-5060-5731-8

Ⅰ.①乾… Ⅱ.①胡… Ⅲ.①中年人—健身运动②老年人—健身运动 Ⅳ.①R161

中国版本图书馆CIP数据核字（2012）第275452号

乾隆健身术：站势
（QIANLONG JIANSHENSHU: ZHANSHI）

作　　者：	胡晓飞
责任编辑：	姬　利　杜晓花
出　　版：	东方出版社
发　　行：	人民东方出版传媒有限公司
地　　址：	北京市东城区朝阳门内大街166号
邮政编码：	100706
印　　刷：	北京盛兰兄弟印刷装订有限公司
版　　次：	2013年1月第1版
印　　次：	2013年1月第1次印刷
印　　数：	1—5200册
开　　本：	880毫米×1230毫米　1/32
印　　张：	3.125
字　　数：	70千字
书　　号：	ISBN 978-7-5060-5731-8
定　　价：	27.00元

发行电话：（010）65210056　65210060　65210062　65210063

版权所有，违者必究　本书观点并不代表本社立场
如有印装质量问题，请拨打电话：（010）65210012

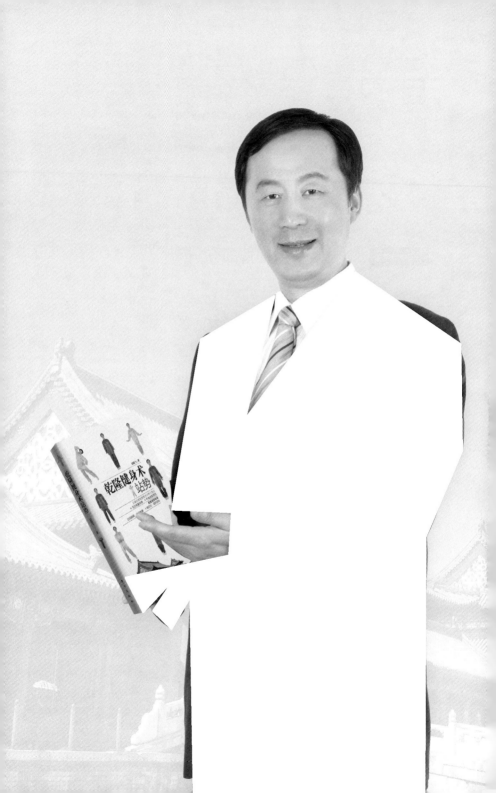

目 录

第一节 乾隆健身术准备部分 2

第二节 乾隆健身术练习部分 5

第一式　浴面展容……………………………… 5
第二式　梳头安神……………………………… 10
第三式　揩鼻纳清……………………………… 13
第四式　运睛明目……………………………… 17
第五式　鸣鼓还听……………………………… 20
第六式　转颈强体……………………………… 24
第七式　揉肩畅肺……………………………… 30
第八式　活肘舒心……………………………… 35
第九式　举腕启原……………………………… 40
第十式　引体令柔……………………………… 44
第十一式　挽弓醒身…………………………… 48
第十二式　摩腹导任…………………………… 52
第十三式　捶背通督…………………………… 56

第十四式　攀足固肾……………………………………… 62
第十五式　叩环除痹……………………………………… 66
第十六式　按腿延寿……………………………………… 72
第十七式　蹲膝抗衰……………………………………… 81
第十八式　采气补元……………………………………… 83

第三节　乾隆健身术功后整理 87

第一式　叩齿……………………………………………… 87
第二式　鼓漱……………………………………………… 88
第三式　咽津……………………………………………… 88

第四节　乾隆健身术注意事项 90

人体穴位图………………………………………………… 92

乾隆健身术

站势

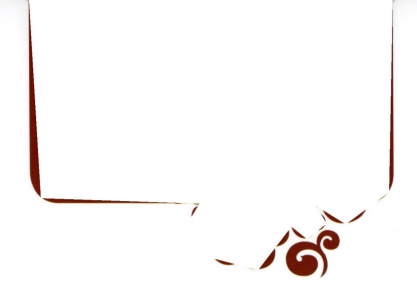

　　两脚并立，两手自然垂于体侧，两眼垂帘或轻闭（图1）。继而重心右移，开左步，与肩同宽；同时，两臂外旋前摆，两掌上捧合实于面前成拜佛状。要求：掌指朝上，中指与鼻尖同高，距鼻尖约30厘米，意在丹田①（图2A、图2B），然后心中默想：

　　万籁俱寂思绪敛，内思丹田暖融融；
　　平调呼吸心舒畅，似驾祥云至蓬莱。

---

　　① 丹田：炼丹时意守之处，此处指下丹田，属任脉，是脐下小腹部相当大的一块体积，人体真气所居之处，功能：温润全身脏腑官骸，俗称"人体性命之本，生机之源，阴阳之会，呼吸之门，水火交会之乡"。

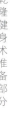

乾隆健身术准备部分

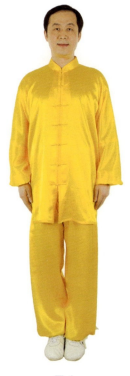

图 1

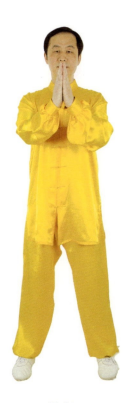

图 2A

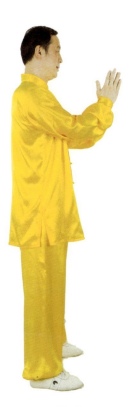

图 2B

默想结束后,眼平视前方。

作用:放松身心,顺畅呼吸,净化大脑。

要求:百会上顶、面部放松、两眼垂帘、下颌微收、颈项竖直、两肩下沉、两腋虚控、含胸拔背、松腰敛臀、两膝放松、脚趾轻轻抓地。

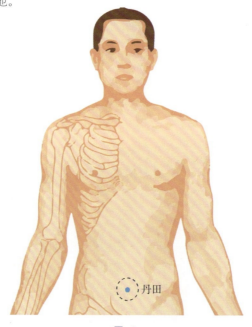

图 Ⅰ

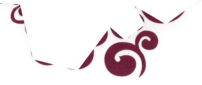

第一式　浴面展容

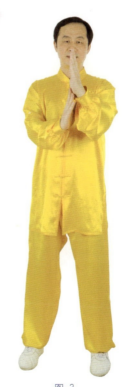

动作说明

第一个八拍

1.随吸气，提肛调裆，舌抵上腭，左手向上、右手向下对搓，眼视两掌（图3）。

图 3

2.随呼气，松腹松肛，舌尖下落，右手向上、左手向下对搓，眼视两掌（图4）。

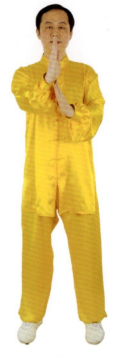

图 4

3、5、7拍同1拍，4、6、8拍同2拍。

做完后两掌分开内收，两中指腹置于承浆①，眼视前方（图5）。

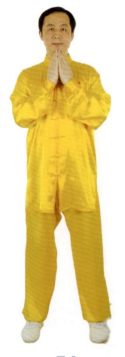

图 5

---

① 承浆：本穴如同地部经水的承托之地，故名。属任脉，在面部，当颏唇沟的正中央凹陷处。主治：面神经麻痹、牙关紧闭、牙痛、流涎、头项强痛。

第二个八拍

1.随吸气,提肛调裆,舌抵上腭,双掌摩面上行,两中指绕地仓①,经迎香②、睛明③、攒竹④,上行摩运至神庭⑤,继而外分至头维⑥,两眼轻闭(图6)。

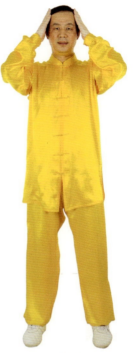

图6

---

① 地仓:"地",指下部;"仓",收藏粮食的地方。本穴位于面的下部,又近口腔,口腔为容纳水谷食物的地方,故名。属足阳明胃经,口角旁开0.4寸。主治:口角㖞斜、流涎、眼睑瞤动。

② 迎香:"迎",迎接;"香",香味,这里泛指各种气味。因为本穴主治不闻香臭的病症,故名。属手阳明大肠经,鼻翼外缘中点旁开0.5寸,鼻唇沟中。主治:鼻塞、鼻炎、副鼻窦炎、面神经麻痹等。

③ 睛明:"睛",眼睛;"明",明亮。本穴有使眼睛明亮的作用,故名。属足太阳膀胱经,目内眦角稍上方凹陷处。主治:目赤肿痛、流泪、远近视、视网膜炎、视神经炎、白内障等症。

④ 攒竹:"攒",聚集;"竹",竹叶,形容眉毛。穴位在眉头,皱眉时此处好像竹叶聚集,故名。属足太阳膀胱经,顺眼眶边缘内侧循摸至眉毛内侧端处,可触及眼眶有一凹陷,即为本穴。主治:头痛、目眩、眉角骨痛等症。

⑤ 神庭:"神",天部之气也。"庭",庭院也,聚散之所也。该穴名意指督脉的上行之气在此聚集。属督脉,当前发际正中直上0.5寸处。主治:失眠、惊悸前头痛等症。

⑥ 头维:"头",穴所在部位,亦指穴内物质所调节的人体部位为头;"维",维持、维系之意。该穴名意指本穴的气血物质有维持头部正常秩序的作用。属足阳明胃经,耳前鬓角前缘向上直线于前发际交点上0.5寸(约半横指)。主治:头痛、迎风流泪、眼睑瞤动、头晕目眩。

2.随呼气，松腹松肛，舌尖下落，两掌摩面下行，两食指从耳前凹陷处，经颊车回归承浆，眼视前方（图7、图8）。

3、5、7拍同1拍，4、6、8拍同2拍。

共做两个八拍，做完后两掌仍置于承浆，眼视前方。

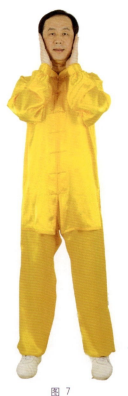
图 7

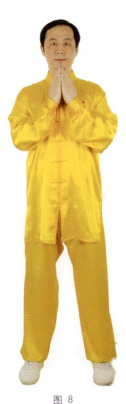
图 8

① 颊车：״颊״，指面颊；״车״，此指牙关。下颌骨古代称为颊车骨，穴位在其处，故名。属足阳明胃经。食指第一指关节宽度，由下颌角前上方量一横指处。主治：口眼㖞斜、下牙痛、颊肿、牙关紧闭。

练习功效

1. 预热手掌，刺激劳宫①，改善心脏功能。

2. 温暖面部，促进面部血液循环。

3. 预防面部疾患，舒心美容。

注意事项

1. 上下对搓时，两掌放松相贴，中冲②通过劳宫时稍用力，向下按摩的中指到腕横纹，两眼兼视两掌。

2. 摩运时全掌轻贴面部，中指和食指经过相关穴位时稍用力，找准穴位。

3. 意守劳宫，绵绵若存。

4. 周身放松，两肩下沉。

5. 吸气时，亦可配合脚趾上翘；呼气时，亦可配合脚趾抓地。

---

① 劳宫："劳"，劳动；"宫"，指宫殿。这里指掌心为心神所居的地方。当手劳动屈指，中指尖所指即为本穴，故名。属手厥阴心包经，在掌中央第二、三掌骨之间，当屈指握拳时，中指尖所点处。主治：心痛、癔症、癫狂等症。

② 中冲："中"，指中指；"冲"，要冲。本穴属手厥阴，又是手厥阴经与手少阳经相交之处，为经气交通的要冲，所以称中冲。属手厥阴心包经，在中指中央，距指甲约0.1寸处。主治：心绞痛、头痛、休克等症。

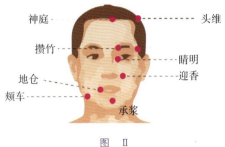

图 Ⅱ

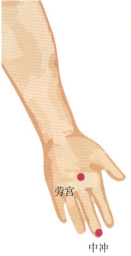

图 Ⅲ

第二式　梳头安神

动作说明

1. 随吸气，提肛调裆，舌抵上腭，两掌经面前上举，十指腹从前发根向上，梳至头顶，眼视前方（图9）。

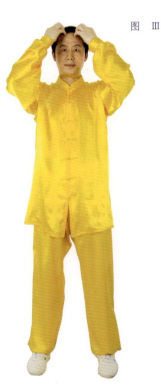

图 9

2.随呼气,松腹松肛,舌尖下落,十指腹从头顶梳头至后发际,然后两掌顺势摩运耳背和颈项,眼视前方(图10)。

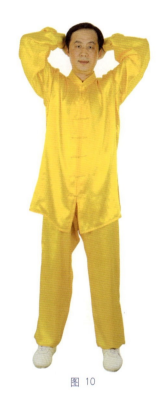

图 10

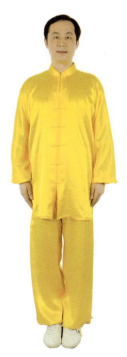

图 11

3、5、7拍同1拍,4、6、8拍同2拍。

共做一个八拍。做完后重心右移,左脚向右脚靠拢;同时,两掌下按,还原于体侧,眼视前方(图11)。

练习功效

1. 促进头部血液循环，预防头疼、偏头疼。

2. 安神醒脑，平衡血压。

注意事项

1. 梳头时，两肘上抬，十指成钩自然分开，覆盖全头，力在指腹，掌根轻蹭头皮。

2. 还原时两掌轻蹭耳背降压沟①处。

3. 意守动作。

4. 吸气时可配合脚趾上翘、舌尖上顶；呼气时可配合脚趾抓地、舌尖下落。

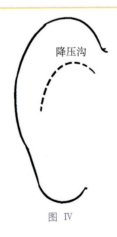

图 Ⅳ

---

① 降压沟：属耳穴。主治：平衡血压。

第三式　揩鼻纳清

动作说明

预备式：重心左移，右脚向右开步，与肩同宽；同时，两臂上举，两掌从小指依次卷指握拳，继而两拇指第一指节外侧（桡侧）置于鼻翼旁迎香，两眼前看或微闭（图12A、图12B）。

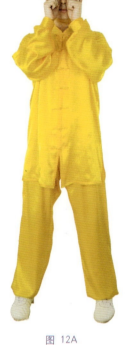

图 12A

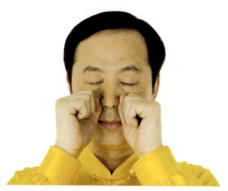

图 12B

1.随吸气，提肛调裆，舌抵上腭，两拇指背从迎香，按摩至睛明，两眼轻闭（图13A、图13B）。

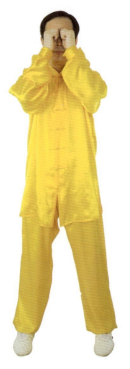

图 13A

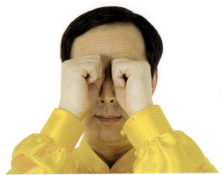

图 13B

2.随呼气，松腹松肛，舌尖下落，两拇指沿原路摩运返回，两眼睁开，眼视前方（同图12A）。

3、5、7拍同1拍，4、6、8拍同2拍。

共做一个八拍。做完后，两拇指腹置于太阳穴①，食指成钩状相靠于眉心，其余三指从小指依次卷指于掌心，两眼轻闭（图14A、图14B）。

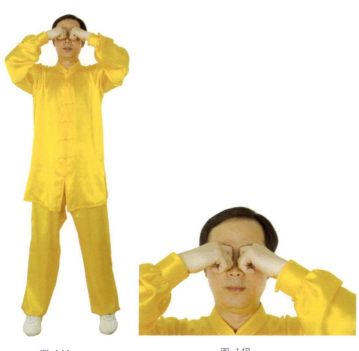

图 14A　　　　　图 14B

---

① 太阳穴：属经外奇穴，在颞部，当眉梢与目外眦之间，向后约一横指的凹陷处。主治：头痛、目疾、三叉神经痛。

练习功效

1. 刺激迎香，预防鼻炎、感冒。

2. 预热和湿润鼻腔，避免寒邪、细菌、灰尘侵入而犯肺。

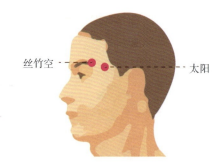

图 V

注意事项

1. 找准穴位，力量适中。

2. 两肩下沉，周身放松。

3. 两眼轻闭时，要似闭非闭；两眼睁开时，要迅速突然。

4. 意守迎香。

5. 吸气时，亦可配合脚趾上翘；呼气时，亦可配合脚趾抓地。

第四式　运睛明目

动作说明

1.随呼气,松腹松肛,舌尖下落,两食指(桡侧)外移摩运眼睛至外眼角,两眼轻闭(图15)。

2.随吸气,提肛调裆,舌抵上腭,两食指(桡侧)内移仍相靠于攒竹,两眼轻闭(图16)。

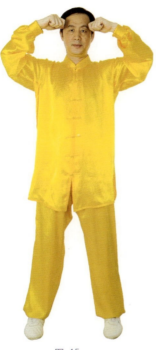

图 15

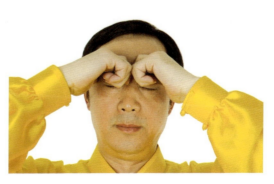

图 16

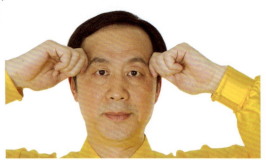

图 17

随呼气,松腹松肛,舌尖下落,两食指桡侧外移抹眉至丝竹空①,两眼睁开,目视前方(图17)。

3、5、7拍同1拍,4、6、8拍同2拍。

共做一个八拍。做完后两掌置于脑后,掌根按实两耳孔,两中指置于脑户②,眼视前方(图18)。

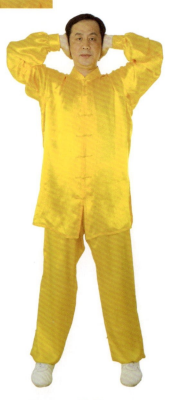

图 18

---

① 丝竹空:"丝",指纤细的眉毛;"竹",指竹叶;"空",孔穴。纤细的眉毛聚集一起形成如竹叶样的眉,本穴在眉梢凹陷处,故名。属手少阳三焦经,眉毛外端,略入眉毛处。主治:偏头痛、目赤肿痛等症。
② 脑户:"脑","大脑";"户",出入的门户。该穴名意指督脉气血在此变为天之下部的水湿云气,属督脉(起于两阴之间的会阴处,并脊柱之内上行至风府处,深入联属于脑),在头部,后发际正中直上2.5寸,风府上1.5寸,枕外隆凸的上缘凹陷处。主治:癫痫、喑不能言、头晕、颈项强痛等症。

练习功效

1. 预防眼疾,锻炼眼肌。

2. 防治头疼。

注意事项

1. 两肩下沉,用力适度;摩运眼睛时两眼轻闭,摩运眼眶时两眼瞬间睁开。

2. 两眼轻闭时,要似闭非闭;两眼睁开时,要迅速突然。

3. 意在动作。

4. 吸气时,亦可配合脚趾上翘;呼气时,亦可配合脚趾抓地。

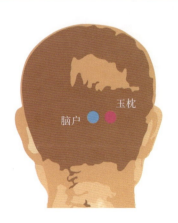

图 Ⅵ

第五式　鸣鼓还听

动作说明

1.随吸气，提肛调裆，舌抵上腭，两食指腹搭在中指上，眼视前方（图19A、图19B）。随呼气，松腹松肛，舌尖下落，两食指腹叩击两玉枕[①]，眼视前方（图20A、图20B）。

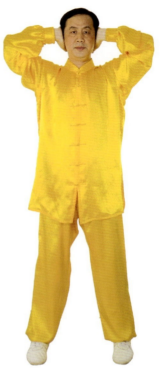

图 19A

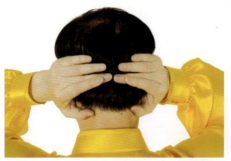

图 19B

[①] 玉枕："玉"，金性器物，肺金之气；"枕"，头与枕接触之部位，言穴所在的位置。属足太阳膀胱经穴，在脑户旁开1.3寸处，主治：头痛、目痛、鼻塞。

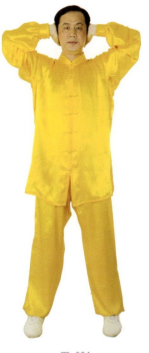

图 20A

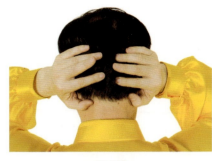

图 20B

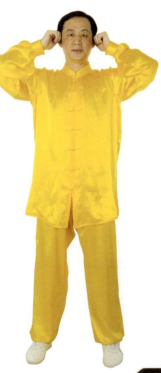

图 21A

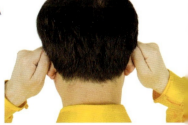

图 21B

2、3、4拍同1拍。

做完后两手下移，拇指腹与食指第二指节桡侧捏住两耳，另三指向掌心卷曲，中指轻点劳宫，眼视前方（图21A、图21B）。

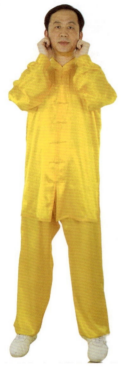

5.随呼气，松腹松肛，舌尖下落，拇食指向下捏拉两耳（图22A、图22B）；随吸气，提肛调裆，舌抵上腭，两手上移捏住两耳，眼视前方（图同21A）。

6、7、8拍同5拍。

共做一个八拍，做完后重心左移，右脚向左脚靠拢，同时两掌下落于体侧，眼视前方，成并步站立式，眼视前方（图23）。

图 22A

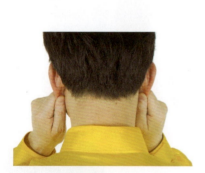

图 22B

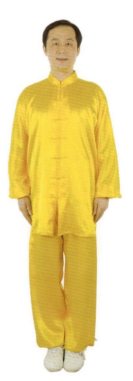

图 23

练习功效

1. 预防耳疾。

2. 醒脑宁神。

3. 调节血压。

注意事项

1. 两掌掩实耳孔,叩击力量适中。

2. 两眼垂帘。

3. 意守动作。

4. 吸气时,亦可配合脚趾上翘;呼气时,亦可配合脚趾抓地。

第六式　转颈强体

动作说明

1.随吸气，提肛调裆，舌抵上腭，重心右移，左脚向左开步，稍宽于肩；同时，两臂上提，两掌依次卷指、握拳、上提至肩前，拳眼朝上，眼视前方（图24）。

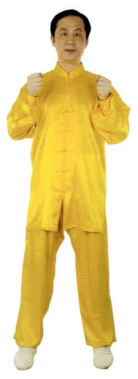

图 24

2.随呼气，松腹松肛，舌尖下落，两拳变掌、胸前交叉、内旋，继而向前推出；同时，头向左转，眼视左后方（图25）；随之，两掌分开体前下落，同时将头转正，眼视前方（图26）。

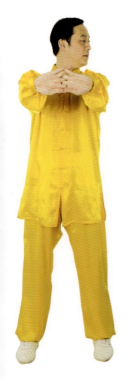

图 25

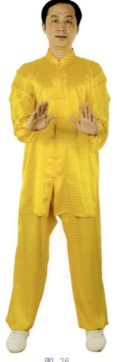

图 26

3.随吸气,提肛调裆,舌抵上腭,两掌体前上提,同时依次卷指、握拳至肩前,拳心相对,拳眼朝上,眼视前方(图27)。

4.随呼气,松腹松肛,舌尖下落,两拳变掌,胸前交叉、内旋,继而向前推出;同时,头向右转,眼视右后方(图28);随之,两掌分开体前下落,同时将头转正,眼视前方(图29)。

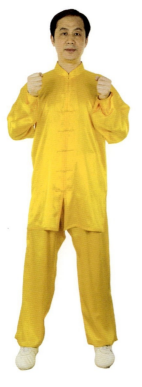

图 27

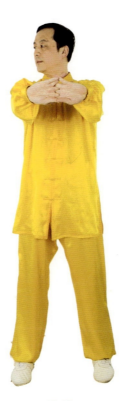

图 28

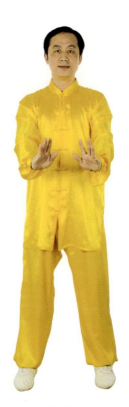

图 29

5.随吸气,提肛调裆,舌抵上腭,两掌体前上提,同时依次卷指、握拳至肩前,拳心相对,拳眼朝上,眼视前方(图30)。

6.随呼气,松腹松肛,舌尖下落,两拳变掌胸前交叉,继而轻蹭胸腹,下撑至腹前;同时,低头向下,眼视脚面(图31A、图31B)。

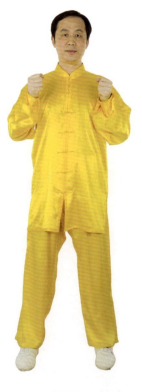

图 30

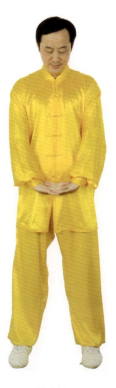

图 31A

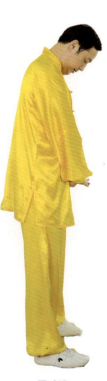

图 31B

7.随吸气，提肛调裆，舌抵上腭，两掌分开依次卷指、握拳、上提至肩前，拳眼向上，眼视前方（同图30）；继而，两拳变掌、内旋、交叉、上撑于头顶；同时，向上抬头，眼视后上方（图32A、图32B）。

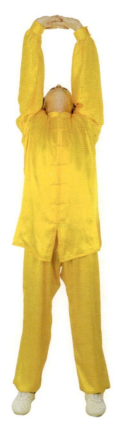

图 32A

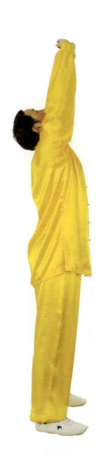

图 32B

8.随呼气,松腹松肛,舌尖下落,头回正,眼视前方(图33);继而,重心右移,两掌头顶外分,两掌体侧下落至胯旁,左脚向右脚靠拢;两腿伸直,眼视前方,两手垂于体侧,成并步站立式,眼视前方(图34、图35、图36)。

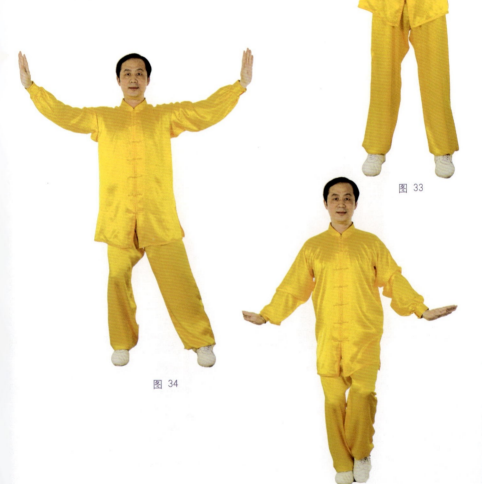

图 33

图 34

图 35

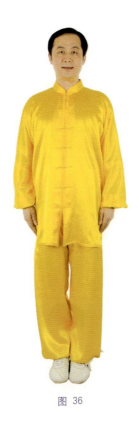

第二个八拍与第一个八拍动作相同，唯开步、收步和转头方向相反。共做两个八拍，做完后成并步站立式（同图36）。

图 36

练习功效

1. 畅通手三阴、三阳经。

2. 刺激大椎①、定喘②，益气通阳。

3. 预热颈肩，防治颈椎病和肩周炎。

注意事项

1. 转头时，速度易缓，幅度宜大，两眼兼视肩髃③。

2. 撑臂时，逐渐加力至极致，下落时沉肩、坠肘、坐腕、舒指。

3. 意守大椎。

4. 颈椎病和高血压患者不做或慎做转头动作。

---

① 大椎：脊椎骨中以第七颈椎棘突隆起最高，所以称之为"大椎"，穴当其处故名。属督脉，第七颈椎棘突下。主治：头项强痛、疟疾、癫痫、骨蒸盗汗、咳嗽、气喘。
② 定喘：属经外奇穴，大椎旁开0.5寸。主治：平喘止咳。
③ 肩髃："肩"，穴位所在部位也；"髃"，骨之禺也。"禺"乃角落之意，所指为骨之边缘。穴在肩峰的前下方，故名。属手阳明大肠经，臂外展或平举时，肩部出现两个凹陷，当肩峰前下方凹陷处。主治：肩臂疼痛、半身不遂、隐疹、瘰气。

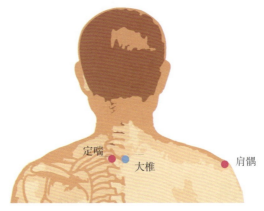

图 VII

第七式 揉肩畅肺

动作说明

1.随吸气，提肛调裆，舌抵上腭，左脚向左开步，与肩同宽；同时，右肩向前向上提，左肩向后向下落，右脚趾上翘，左脚趾抓地，使左掌按摩左风市①，眼视前方（图37）。

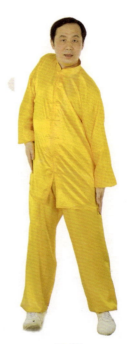

图 37

---

① 风市："风"指被风邪侵袭的疾病；"市"，集市，聚集。因为本穴可治疗多种风邪所致的疾病而用此名。大腿外侧中间，腘横纹水平线上7寸。主治：腰膝酸痛、下肢痿痹、脚气。

2.随呼气，松腹松肛，舌尖下落；同时，左肩向前向上提，右肩向后向下落，左脚趾上翘，右脚趾抓地，使右掌按摩右风市，眼视前方（图38）。

3、5拍同1拍，4、6拍同2拍；

7.随吸气，提肛调裆，舌抵上腭，重心右移，两臂内旋外分；继而，外旋与肩平，眼看右掌（图39）。

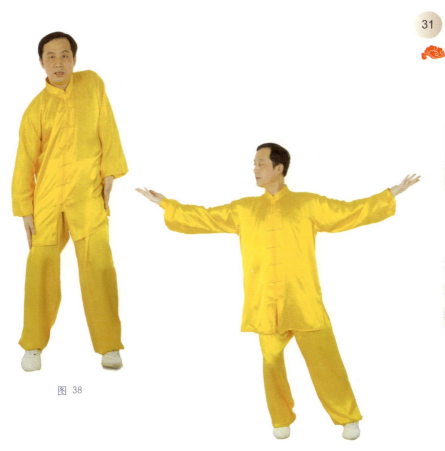

图 38

图 39

8.随呼气，松腹松肛，舌尖下落，左脚向右脚靠拢，同时两臂屈肘，两掌内合于面前，眼视前方（图40）；继而两腿伸直，两掌下按还原成正身站立式，眼视前方（图41）。

第二个八拍同第一个八拍，唯开步和揉肩方向相反，共做两个八拍。做完后，两臂下落于体侧眼视前方，成并步站立式（同图41）。

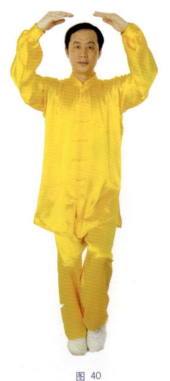

图 40

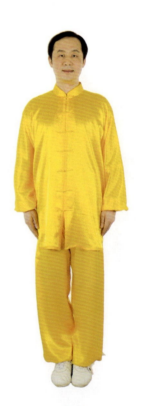

图 41

练习功效

1. 刺激膏肓①部位和膏肓俞②、云门③等穴。改善呼吸系统功能。

2. 预热肩部，防治肩周炎。

3. 按摩肝脾胃，改善胸腺和内脏的血液循环，提高内脏功能。

注意事项

1. 动作幅度宜大，速度宜缓。

2. 形在揉肩，实揉胸腹。

3. 意守肩井④或巨阙⑤。

4. 呼气也可配合轻吐"呬"或"呼"音。

---

① 膏肓："膏"指膏脂；"肓"指肓膜。古人认为心下部位称"膏"，心下膈上称"肓"，是身体内十分重要的部位（病重难治称病入膏肓），针药不能入之。该穴是膏脂肓膜之气转输的地方，故名。
② 膏肓俞：属足太阳膀胱经。第四胸椎棘突旁开3寸。主治：肺结核、咳嗽、气喘等症。
③ 云门："云"指云雾；"门"指门户。此指人体气血，似天气云雾一样，能滋生万物；而其首出之处即称为云门。属手太阴肺经。锁骨外端下缘凹陷处，距前正中线6寸处。主治：气喘、鼻出血、瘿气、上臂内侧痛。
④ 肩井："肩"，肩部；"井"，此指凹陷。该穴在肩部的凹陷处，故名。属足少阳胆经。大椎穴与肩峰最高点连线之中点。主治：颈项强痛、臂不举、瘰疬等症。
⑤ 巨阙：属任脉。在腹部，前正中线上，当脐上6寸。主治：胸痛、心悸、呃逆、反胃、呕吐、癫狂病。

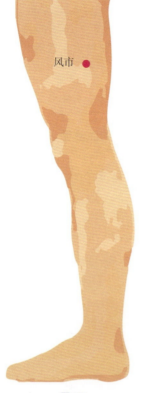

图 VIII

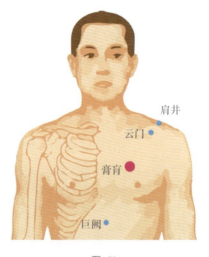

图 IX

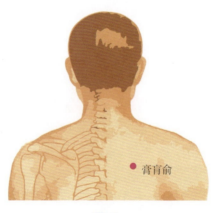

图 X

第八式　活肘舒心

动作说明

1.随吸气，提肛调裆，舌抵上腭，两掌下按于胯旁，眼视左侧（图42）；左脚向左开步，稍宽于肩，同时，两臂内旋，反臂外分，与腰同高（图43）；继而，两臂外旋使掌心朝上，重心移至两腿之间，眼看左掌（图44）。

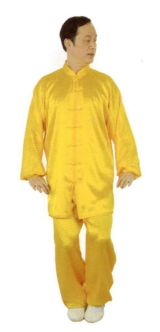

图 42

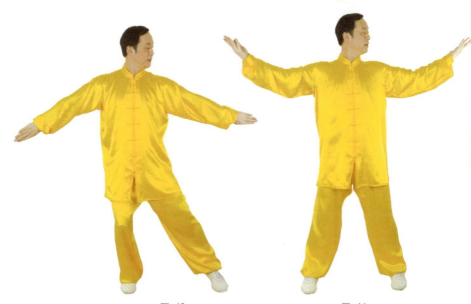

图 43　　　　　　图 44

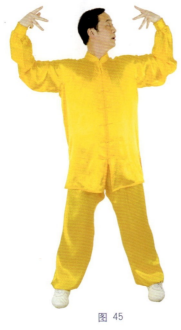

2.随呼气，松腹松肛，舌尖下落，两腿微屈；同时，两臂屈肘，继而依次卷指、切腕、腋下插掌，使两合谷①依次按摩胃俞②、肾俞③至白环俞④，掌心朝后，眼视前方（图45、图46A、图46B）。

图 45

3.随吸气，提肛调裆，舌抵上腭，重心右移，两臂反臂边外旋边体前上摆，眼视双掌。继而卷指、屈腕、屈肘使两合谷置于天突⑤两侧，眼视前方（图47、图48）。

---

① 合谷："合"，会合；"谷"，山谷。因该穴在拇、食指相合，形如山谷之中间，故名。属手阳明大肠经。拇、食指并拢，两指掌骨间有一肌肉隆起，隆起肌肉之顶端为该穴。主治：头痛、目赤肿痛、齿痛、耳聋等症。
② 胃俞："胃"，胃腑；"俞"，输也。本穴为胃的背俞穴，故名。属足太阳膀胱经，第十二胸椎旁开1.5寸。主治：胃脘痛、腹胀反胃、呕吐、肠鸣等症。
③ 肾俞："肾"，肾脏，本穴为肾脏之气转输之处，故名。属足太阳膀胱经，命门穴旁开双侧各1.5寸。主治：遗精、阳痿、遗尿、月经不调、肾虚腰痛等症。
④ 白环俞："白"，肺之色也，气也；"环"，古指环状且中间有孔的玉器；"俞"，输也。白环俞名意指臀部肌肉层中的气化之气由本穴外输膀胱经。属足太阳膀胱经，第四骶椎棘突下，旁开1.5寸。主治：遗尿、疝痛、月经不调、腰髋冷痛等症。
⑤ 天突："天"，头面天部也；"突"，强行冲撞也。天突穴名意指任脉气血在此吸热后突行上天。属任脉，胸骨上缘凹陷处。主治：咽喉肿痛、咳嗽、哮喘、瘿瘤、噎膈等症。

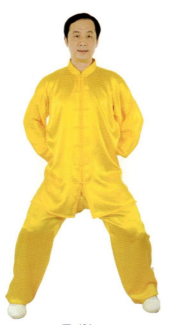
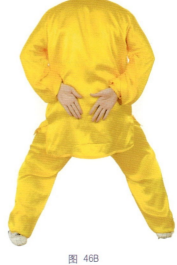

图 46A　　　　　　　图 46B

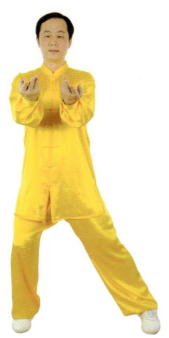
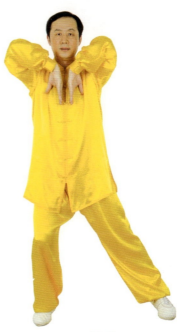

图 47　　　　　　　图 48

4.随呼气,松腹松肛,舌尖下落,松腹松肛,左脚向右脚靠拢,继而两腿伸直;同时两合谷沿任脉两侧,至丹田处置于体侧,眼视前方,成并步站立(图49、图50)。

2~8拍同1~4拍,唯方向相反。

共做两个八拍,做完后,两臂下落于体侧,眼视前方,成并步站立式(同图50)。

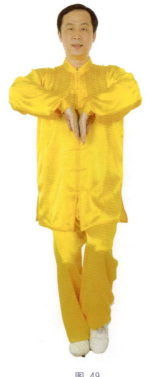

图 49

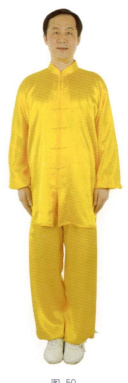

图 50

练习功效

1. 运动周身，预热肘腕。

2. 通心畅肺，疏通手三阴、三阳经。

注意事项

1. 卷指、旋臂、屈肘幅度宜大。

2. 动作协调。

3. 意在尺泽①。

4. 呼气时，亦可配合轻吐"呵"或"呬"音。

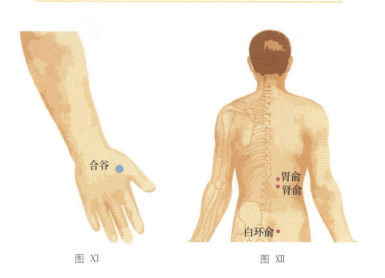

图 XI　　　　　　图 XII

---

① 尺泽："尺"为尸（人）与乙（曲肘之形象）合字，指前臂部；"泽"指浅水低凹处。这是根据它的位置特点命名的。属手太阴肺经，肘部微曲，手掌向前上方，触及肘弯里肱二头肌腱的外侧与肘横纹的交点。主治：咳嗽、咳血、潮热、气喘等症。

第九式 举腕启原

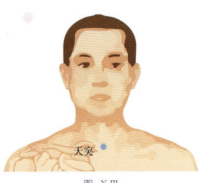

图 XⅢ

动作说明

1.随吸气,提肛调裆,舌抵上腭,两踵上提,两掌从小指依次卷指成钩,使拇食指相接(拇指第一指节搭在食指第二指节桡侧),同时,两臂体侧上摆与肩平,头向左转,眼视左掌(图51、图52)。

图 51　　　　　　图 52

2.随呼气,松腹松肛,舌尖下落,两踵下落,两腿微屈,同时拇指滚压食指,使少商①和商阳②尽量相捏互压;继而,两钩变掌体侧下落按于胯旁,眼视前方(图53)。

3.随吸气,提肛调裆,舌抵上腭,两踵上提,两掌捏指变钩,两臂体前摆起举至头前上方手腕领先,眼视前方(图54)。

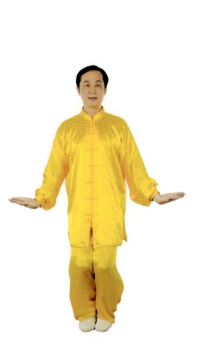
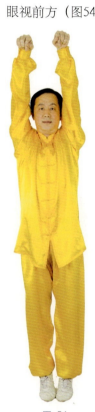

图 53　　　　　　　　　图 54

---

① 少商:"少",小的意思;"商",为五音(宫、商、角、征、羽)之一。据《内经》载,肺音为商。本穴为手太阴肺经的井穴,脉气初出十分微小,故名。属手太阴肺经,拇指桡侧指甲角旁约0.1寸处。主治:咽喉肿痛、鼻出血、昏迷。

② 商阳:"商",五音之一,意思和少商的"商"相类似,为大肠经和肺经表里;"阳",本穴在少商穴的外侧,又属于阳经的穴位,所以称阳,属手阳明大肠经,食指桡侧指甲旁约0.1寸。主治:中风、昏迷、牙痛、咽喉肿痛、手指麻木、发热。

4.随呼气,松腹松肛,舌尖下落,两踵下落,两腿微屈,两掌拇指滚压食指,使少商和商阳尽量相捏互压;继而,两钩变掌体前下落于胯旁,眼视前方(图55)。

2~8拍同1~4拍,唯转头方向相反。

共做一个八拍,做完后,两臂下落于体侧,眼视前方,成并步站立式(图56)。

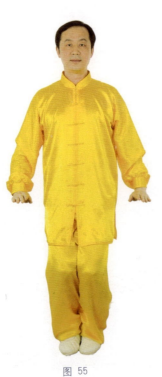
图 55

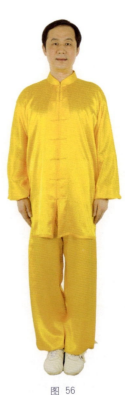
图 56

练习功效

1. 刺激十二原和涌泉[①]，疏通经络，改善肺系功能。

2. 调理呼吸，使之悠、匀、细、缓。

注意事项

1. 幅度宜大，上提和下按时力点在腕、踝。

2. 意守丹田。

3. 两掌成钩时，拇指第一指节搭在食指第二指节桡侧。

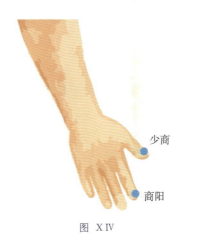

图 ⅩⅣ

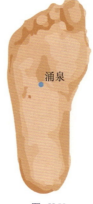

图 ⅩⅤ

[①] 涌泉："涌"，指水向上冒；"泉"，泉水。本穴为肾经的井穴，比喻脉气从足底出来的情况。足底前、中1/3交界处，当第二三趾跖关节后方卷足时呈凹陷处。主治：头顶痛、小儿抽搐、昏迷、中暑、脑出血、癔症、癫痫。

第十式　引体令柔

动作说明

1.随吸气，提肛调裆，舌抵上腭，左脚向左开步，与肩同宽，同时两掌交叉于腹前（图57）。继而上托，面前翻掌上撑于头顶，眼视前方（图58）。

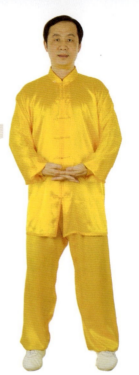

图 57

2.随呼气，松腹松肛，舌尖下落，重心右移使左脚尖跷起，同时，两臂向左侧尽量牵拉，稍停；随吸气，提肛调裆，舌抵上腭，重心左移使身体稍还原，同时两掌稍分开，眼视前方（图59）。

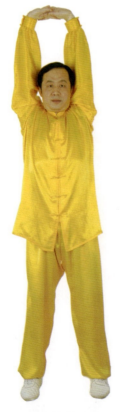

图 58

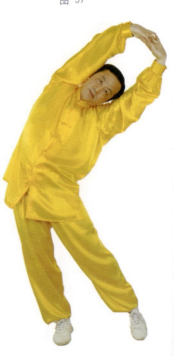

图 59

3.随呼气,松腹松肛,舌尖下落,重心右移,两掌继续分开,左臂下落使左掌叉腰;右臂下落使右拇指点右耳门①,右食指点右风池②;继而,抬肘向左用力推按,使身体尽量向左侧倾,眼视前方(图60、图61A、图61B),稍停。

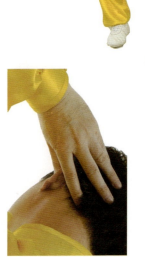

图 60

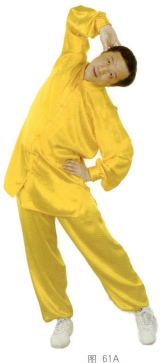

图 61A

图 61B

---

① 耳门:"耳",此指耳孔;"门",出入之门户。本穴在耳孔前,犹如出入的门户,故名。属手少阳三焦经,耳屏切迹前,下颌骨髁状突后缘。主治:耳鸣、耳聋、齿痛、颈颌痛。

② 风池:"风"指风邪;"池",池塘,这里指凹陷,本穴在项侧凹陷处,是风邪易于侵犯的地方,故名。属足少阳胆经,胸锁乳突肌与斜方肌之间,平风府处。主治:头项强痛、目赤痛、鼻出血、耳鸣、癫痫。

4.随吸气，提肛调裆，舌抵上腭，身体竖直还原，左手叉腰，右臂画弧至体侧与肩平，眼视前方（图62）；随呼气，松腹松肛，舌尖下落，左脚向右脚并拢伸直，同时两臂下落置于体侧成并步站立式，眼视前方（图63）。

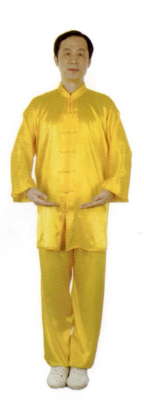

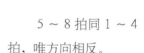

图 62

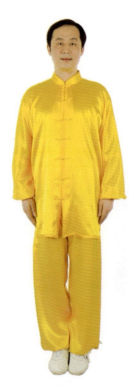

图 63

图 64

5～8拍同1～4拍，唯方向相反。

做一个八拍，做完后，两掌抱于腹前（掌指间距离10厘米，掌与腹之间距离10厘米），两脚并立，眼视前方（图64）。

练习功效

1. 牵拉脊柱、胁肋部和上肢各关节。

2. 刺激肝经,疏通肝气。

3. 预防头面部疾病。

注意事项

1. 幅度宜大,动作宜缓,逐渐加力。

2. 侧拉时,脊柱节节上顶,头、两臂和身体要在同一垂面上。

3. 意在引体或章门①。

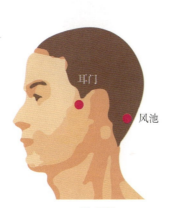

图 ⅩⅥ

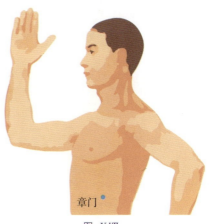

图 ⅩⅦ

---

① 章门。"章",有彰盛的意思;"门",出入的地方。本穴既是脾的募穴,又是脏的会穴,是五脏气血盛会之处,故名。属足厥阴肝经。侧卧,第十一浮肋端稍下处。主治:呕吐、腹胀、腹泻、肝炎、胸胁痛。

第十一式 挽弓醒身

动作说明

1.随吸气，提肛调裆，舌抵上腭，重心下沉，两掌下按（图65），左脚向左开步，稍宽于肩，同时两臂先内旋后外旋外分与肩平，掌心朝上，眼视左掌（图66）。

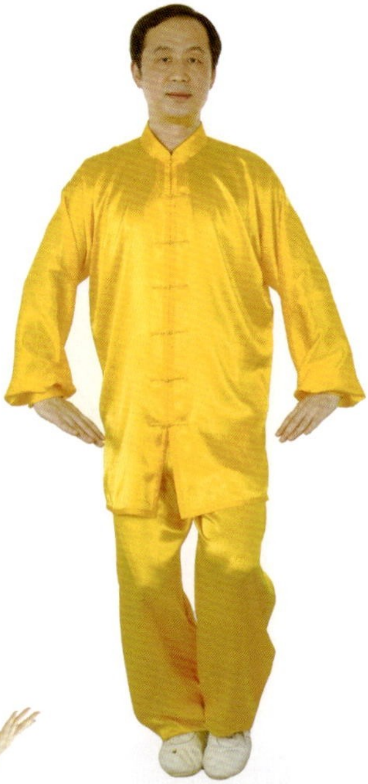

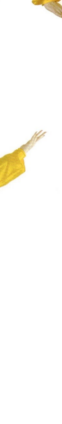

图 65

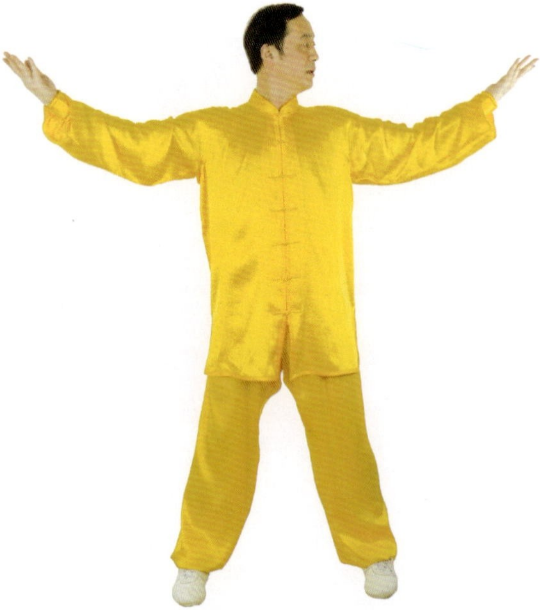

图 66

2.随呼气,松腹松肛,舌尖下落,两腿微屈,同时,两臂内收交叉于胸前,左臂在内,眼视前方(图67)。

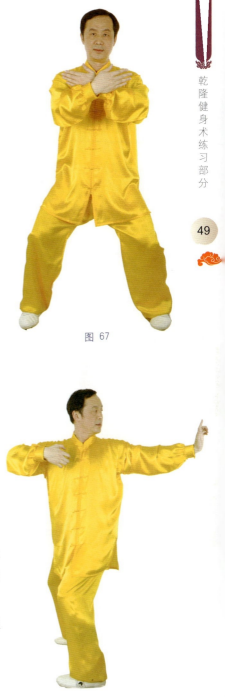

图 67

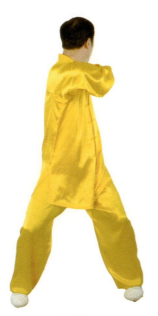

图 68A

3.随吸气,提肛调裆,舌抵上腭,两腿不动,身体向左后尽量转动,同时,左掌成八字掌前推出,右掌变钩置于右肩前成拉弓状,眼视左商阳(图68A、图68B)。

图 68B

4.随呼气,松腹松肛,舌尖下落,身体转正,重心右移,两掌还原前摆至与肩平,掌心向下;继而,左脚向右脚靠拢并伸直,两臂下落还原至体侧,眼视前方(图69、图70)。

5~8拍同1~4拍唯方向相反。

共做两个八拍,做完后,两掌相叠,劳宫对准关元①,左掌在下,眼视前方(图71)。

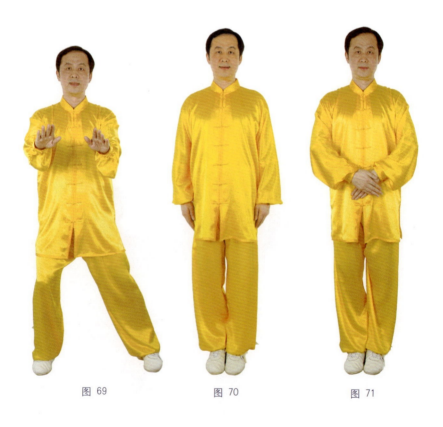

图 69　　　　　图 70　　　　　图 71

---

① 关元:属任脉。脐下三寸。主治:遗尿、遗精、月经不调等症。

练习功效

1. 牵拉脊柱，使之得到伸展。
2. 刺激交感神经，使精神得到振奋。
3. 扩胸畅肺，刺激肺经。

注意事项

1. 转体幅度宜大，重心平稳，两膝、髋固定。
2. 意在命门①。
3. 呼气时，亦可配合轻吐"呵"音。

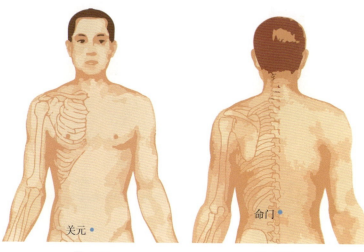

图 ⅩⅧ　　　　　　　　图 ⅩⅨ

---

① 命门："命"，人之根本也，"以便也；"门"，出入的门户也。该穴为人体的生命之本，故名。属督脉，第二腰椎棘突下。主治：脊强、腰痛、阳痿、遗精、泄泻、带下。

第十二式　摩腹导任

动作说明

1. 随吸气，提肛调裆，舌抵上腭，脚趾上翘，两掌相叠，左手在下；继而，沿任脉上行按摩至天突，眼视前方（图72）。

2. 随呼气，松腹松肛，舌尖下落，脚趾抓地，左拇指点天突，继而两掌相叠下行按摩至关元，眼视前方（图73）。

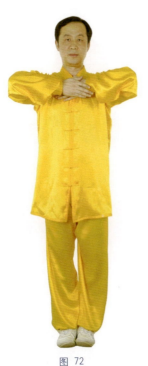
图 72

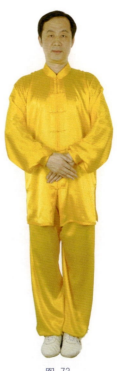
图 73

3拍同1拍，4拍同2拍。

5.随吸气，提肛调裆，舌抵上腭，身体左转，带动左掌沿肝经上行按摩至章门；同时，右掌成龙爪向左前推出。右肩前探，左肩后拉，使左右肩形成对拔，眼视右掌（图74A、图74B）。

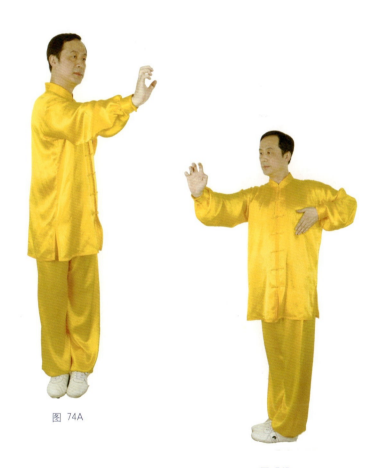

图 74A

图 74B

6.随呼气,松腹松肛,舌尖下落,身体转正,右掌收回至神阙①;同时,左掌沿胆经按摩还原与右掌相叠,眼视前方(图75)。

7拍同5拍,8拍同6拍,唯方向相反。

共做两个八拍,做完后,两臂下落于体侧,眼视前方,成并步站立式(图76)。

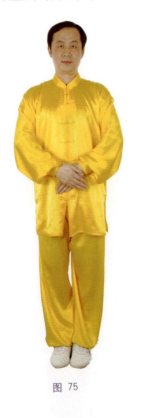

图 75

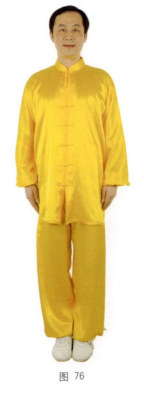

图 76

---

① 神阙:"神",尊也、上也、长也,指父母或先天;"阙",牌坊也。该穴名意指先天或前人留下的标记。属任脉,肚脐中央。主治:慢性肠炎、慢性痢疾、水肿、腹痛、脱肛。

练习功效

1. 按摩腹部脏器,加强腹部血液循环。
2. 舒肝利胆,和胃健脾。
3. 改善脊柱的血液循环。

注意事项

1. 找准路线,用力适度。
2. 意在章门或丹田。
3. 呼气时,亦可配合轻吐"嘘"音。

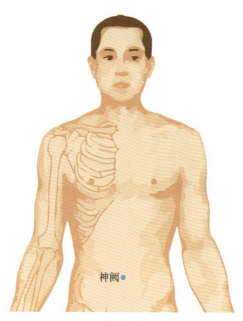

图 XX

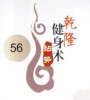

第十三式 捶背通督

动作说明

1.随吸气,提肛调裆,舌抵上腭,身体左转45°,继而重心右移,左脚上步,成左虚步;同时,两臂外旋成展肩扩胸,继而两臂后伸、上摆于肩上,眼视左前方(图77、图78)。

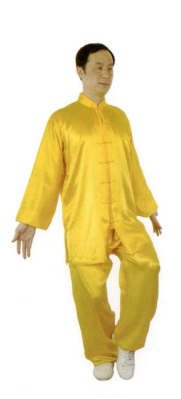

图 77

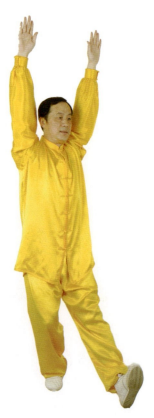

图 78

2.随呼气,松腹松肛,舌尖下落,重心前移成左弓步,同时两臂体前下落后摆握拳于身后,眼视左前方(图79),继而用两拳背叩击胃俞或肾俞3次,眼视左前方(图80A、图80B)。

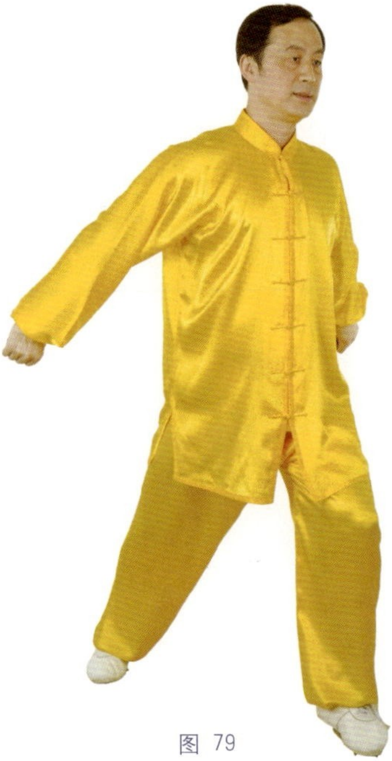

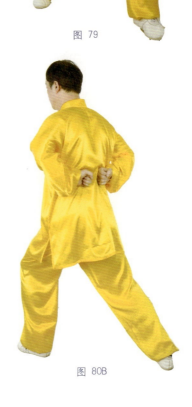

图 79

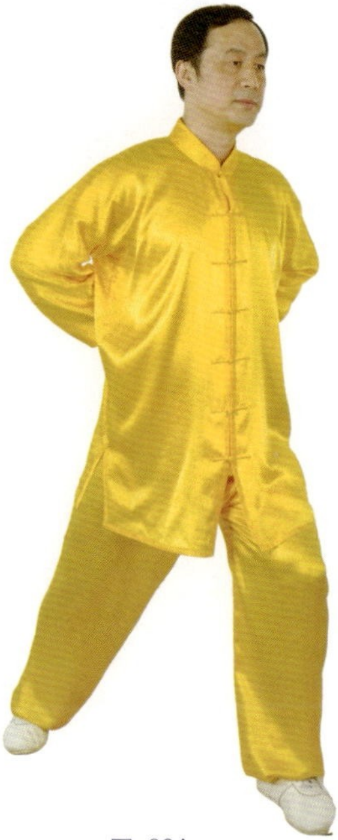

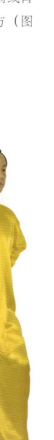

图 80A

图 80B

3.随吸气,提肛调裆,舌抵上腭,重心下沉后移,左腿伸直成虚步;同时,两拳变掌,两掌背沿膀胱经向上按摩到尽头,眼视左前方(图81A、图81B)。

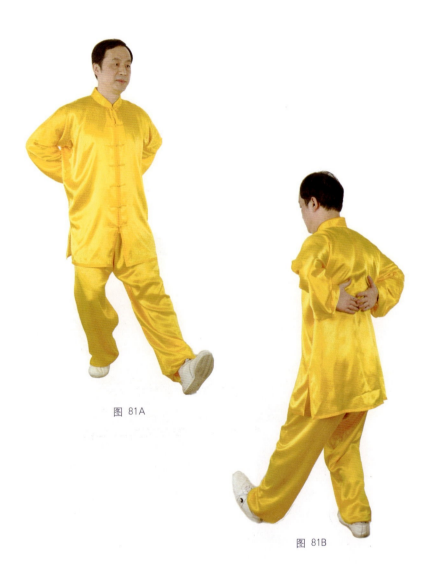

图 81A

图 81B

4.随呼气,松腹松肛,舌尖下落,重心下沉前移,左脚踏实,经弓步后蹬直,右脚跟跐起蹬直;同时,翻掌使两掌心贴背,继而沿膀胱经向下按摩至臀部白环俞附近,眼视左前方(图82A、图82B)。

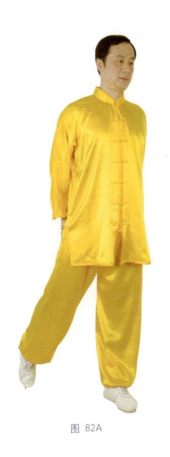

图 82A

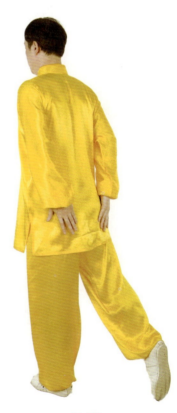

图 82B

5拍同3拍，6拍同4拍。

7.随吸气，提肛调裆，舌抵上腭，提肛调裆，重心后移成虚步，继而将身体转正；同时，两掌背由臀部上行按摩至尽头，眼视前方（图83A、图83B）。

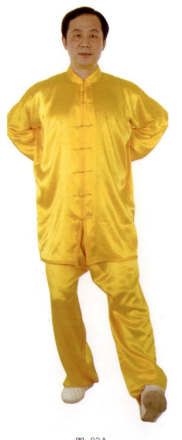

图 83A

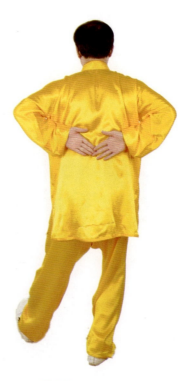

图 83B

8.随呼气,松腹松肛,舌尖下落,左脚向右脚并拢伸直;同时,两掌心沿膀胱经向下按摩还原于体侧,眼视前方(图84)。

第二个八拍同第一个八拍,唯开步方向相反,共做两个八拍,做完后还原成并步站立式(同图84)。

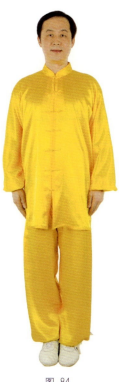

图 84

练习功效

1.畅通督脉,固肾健腰。

2.促进腰背部血液循环,预防腰背部肌肉劳损。

注意事项

1.找准经络、穴位,用力适度。

2.意在捶叩的部位或命门。

3.吸气时脚趾上翘,呼气时脚趾抓地,跷脚蹬地瞬间稍用力。

4.呼气时,亦可配合轻吐"呵"或"吹"音。

第十四式 攀足固肾

动作说明

1.随吸气，提肛调裆，舌抵上腭，左脚向左开步，与肩同宽，脚尖向前；同时，两臂内旋坐腕后撑，头向左转，眼视左后方（图85）。

2.随呼气，松腹松肛，舌尖下落，将头转正，随身体前屈，两掌从肾俞沿腰背部向下；继而，沿腿后外侧按摩足三阳经（足阳明胃经、足太阳膀胱经、足少阳胆经）至脚跟，抬头眼视前方（图86、图87）。

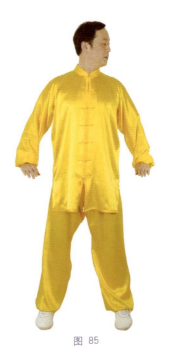

图 85

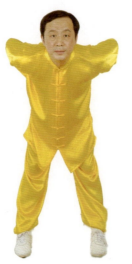

图 86

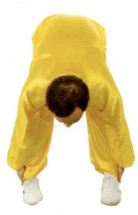

图 87

3.随吸气,提肛调裆,舌抵上腭,两掌顺脚面按摩,旋腕抱于踝部;随呼气,松腹松肛,舌尖下落,拇指点按太溪①,塌腰、抬头,眼视前方(图88)。

4.随吸气,提肛调裆,舌抵上腭,上体慢慢起身,同时两掌沿小腿内侧,上行按摩足三阴经(足太阴脾经、足少阴肾经、足厥阴肝经),过膝内侧后外分;抬头向前,眼视前方(图89)。继而,将身体竖直,左脚向右脚并拢伸直,同时两掌外分,置于体侧,眼视前方(图90)。

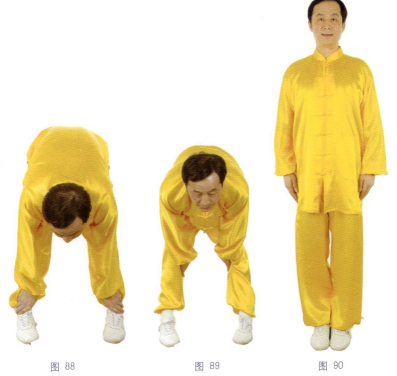

图88　　　　　图89　　　　　图90

① 太溪:"太",盛大的意思;"溪",溪流。本穴为足少阴肾经的原穴,经气从涌泉出来后,到这里已汇聚成大溪,故名。属足少阴肾经。内踝尖与跟腱连线中点。主治:肾炎、膀胱炎、遗尿、月经不调、下肢瘫痪。

2～8拍同1～4拍，唯开并步方向相反。

共做一个八拍，做第八拍时，两脚并拢，两掌从小指依次卷指握拳置于腰间，眼视前方，成并步站立式(图91、图92)。

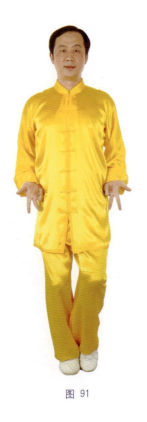

图 91

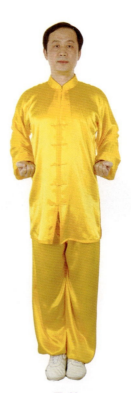

图 92

练习功效

1. 畅通足三阴、三阳经，尤其是肾经、膀胱经。

2. 固肾壮腰，调补肾气。

3. 促进腿部血液循环，消除淤滞，调节体液平衡。

注意事项

1. 转头时两眼的余光要兼视肩髃。

2. 前俯时，两膝伸直，伸展充分，将头抬起，点太溪有困难者，可点三阴交①。

3. 起身时，力发于腰，动作缓慢。

4. 意守命门。

5. 呼气时，亦可配合轻吐"吹"音。

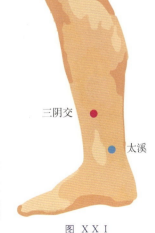

图 XXI

---

① 三阴交："三阴"，指足部三条阴经（肝经、脾经、肾经）；"交"，交会，该穴是足部三条阴经交会的地方，故名。属足太阴脾经，位于内踝尖上3寸，胫骨后缘，主治：月经不调、痛经、白带增多、崩漏、遗精、阳痿、早泄、盆腔炎、睾丸炎、遗尿、消化不良、神经衰弱。

第十五式　叩环除痹

动作说明

1.随吸气，提肛调裆，舌抵上腭，重心右移提左踵，两腿微屈；同时，两拳中冲轻点劳宫后变掌，下按后使两掌背体前相靠（图93）。继而，左脚向左开一大步，成马步，同时两掌叠腕、卷指、弹甲于面前，眼视前方（图94）。随两腿伸直提踵，两掌弹甲外分撑于体侧，眼视前方（图95）。

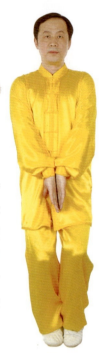

图 93

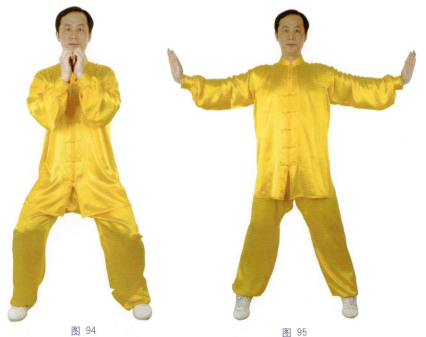

图 94　　　　　图 95

2.随呼气,松腹松肛,舌尖下落,两脚震地成马步下蹲,同时两掌迅速下摆叩击环跳①,眼视前方(图96A、图96B)。

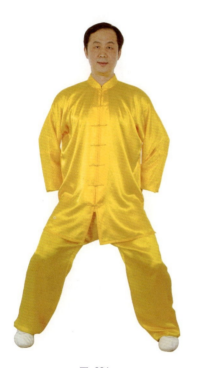

图 96A

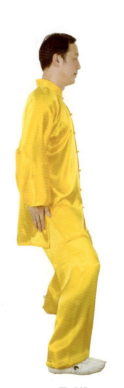

图 96B

① 环跳:"环"为圆形,指臀部;"跳",跳跃。因为本穴在臀部,又治疗下肢活动方面的疾病,故名。属足少阳胆经。侧卧位,下面的腿伸直,以拇指指关节横纹,按在大转子头上,拇指指向脊柱,拇指尖所指处即是。主治:坐骨神经痛、中风偏瘫、腿股酸痛、下肢瘫痪。

3.随吸气,提肛调裆,舌抵上腭,两腿伸直提踵,同时两臂外旋,体侧摆起与肩平,掌心朝上,眼视前方(图97);随呼气,松腹松肛,舌尖下落,震脚下蹲马步,同时两掌分别叩击两髀部,眼视前方(图98)。

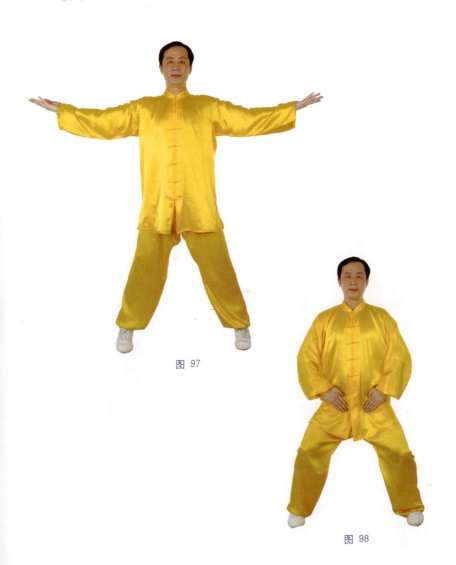

图 97

图 98

4.随吸气,提肛调裆,舌抵上腭,重心右移;同时,两臂内合使两掌背相靠,继而,依次叠腕、卷指、弹甲、分掌于体侧眼视前方,与肩同高(图99);随呼气,松腹松肛,舌尖下落,左脚向右脚靠拢伸直,同时两臂下落,两掌卷指握拳于腰侧,眼视前方(图100)。

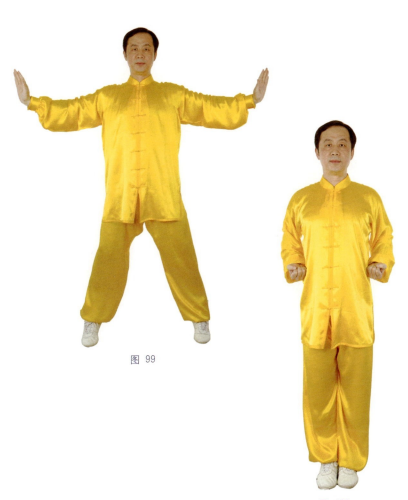

图 99

图 100

2~8拍同1~4拍，唯开步方向相反。

共做两个八拍，做完后，两臂下落，两掌依次卷指、握拳抱于腰侧，眼视前方（图101、图102）。

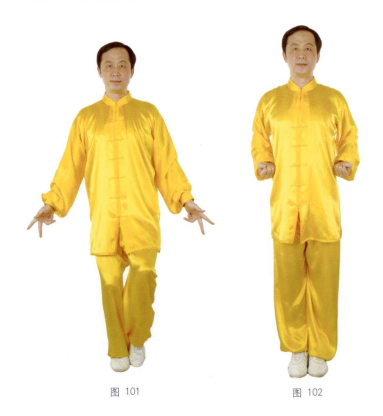

图 101　　　　　　　图 102

练习功效

1.畅通脾胃经（"脾有邪，其气滞于两髀"《黄帝内经》）。

2.预防坐骨神经痛（中医云：坐骨刺环跳）。

注意事项

1. 动作协调,找准穴位。

2. 叩击和震脚同时有力。

3. 意守捶叩的部位。

4. 叩击环跳时可发"嘿"声,叩击髀部时可发"哈"音。

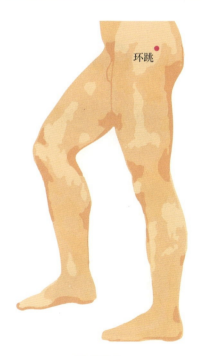

图 XXⅡ

第十六式　按腿延寿

动作说明

1.随吸气，提肛调裆，舌抵上腭，左脚向左开一大步，同时中指点劳宫后两拳变掌，两臂先内旋后外旋，前摆上捧与肩平，与肩同宽，掌心向上，两眼兼视两掌（图103）。

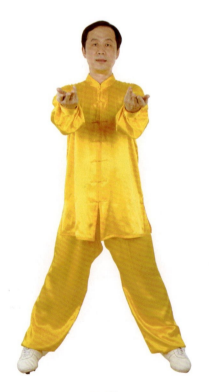

图 103

2.随呼气,松腹松肛,舌尖下落,重心右移,右腿下蹲,身体稍左转,左腿伸直成左仆步,两掌旋腕分别按于两腿髂前,左掌虎口朝下,右掌虎口朝上,眼视左掌(图104)。继续呼气,身体侧倾,左掌沿大腿后外侧足三阳经向下按摩至左踝,中指点按太溪或三阴交;同时,右掌沿右大腿前面按摩至右膝附近,稍停片刻,眼视左掌(图105)。

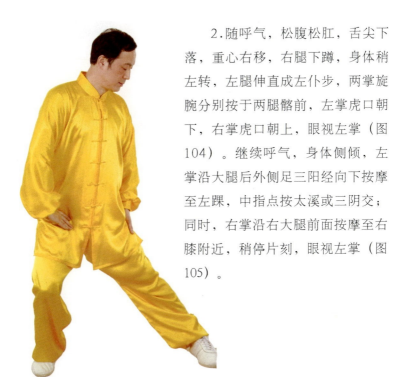

图 104

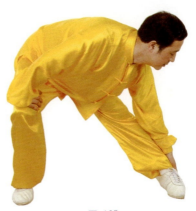

图 105

3.身体姿势不变，随吸气，提肛调裆，舌抵上腭，后引左掌；随呼气，松腹松肛，舌尖下落，左掌叩击委中[①]，眼视左掌（图106、图107A、图107B）。如此左掌连续叩击左委中3次。

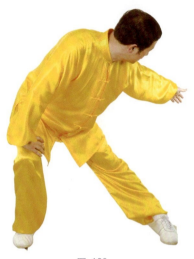

图 106

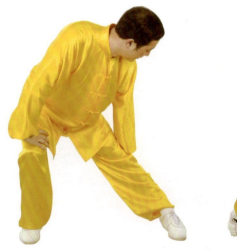

图 107A

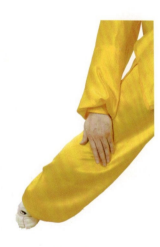

图 107B

---

① 委中："委"，弯曲，这里指膝弯部；"中"，中央。穴位在膝弯的正中，故名。属足太阳膀胱经。腘窝横纹正中央。主治：腰腿痛、中暑、高热抽搐、腹痛、下肢痿痹、膝关节痛。

4.随吸气,提肛调裆,舌抵上腭,身体直起,两掌提前上托于胸,掌心朝上,继而外分撑于体侧,掌心朝外,重心靠右,眼视前方(图108、图109);随呼气,松腹松肛,舌尖下落,左脚向右脚靠拢直起,同时两臂下落,两掌从小指依次卷指握拳收于腰间,眼视前方(图110)。

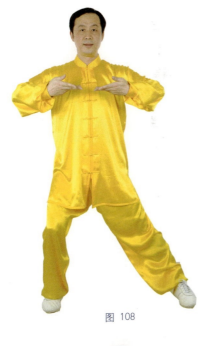

图 108

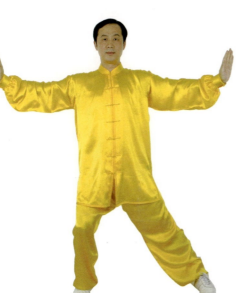

图 109

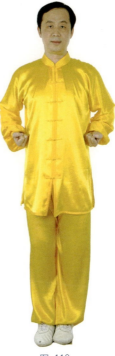

图 110

5～8拍同1～4拍，唯方向相反。

第二个八拍同第一个八拍，唯叩击点改为足三里①。

1.随吸气，提肛调裆，舌抵上腭，身体半面左转，同时中冲轻点劳宫后两拳变掌，两臂先内旋后外旋，体侧摆起合于肩前，与肩同高、同宽，眼视前方（图111、图112）。

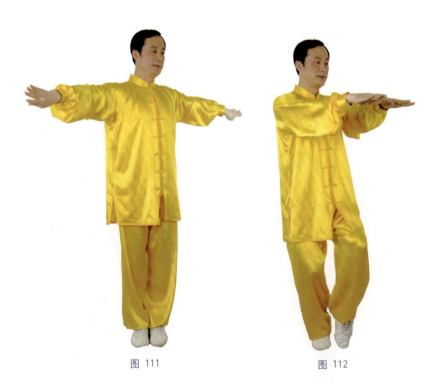

图 111　　　　　　　　　图 112

① 足三里：" 足 "，足部；" 里 "，寸。因本穴在膝下3寸，故名。属足阳明胃经。屈膝成90度，由膝外眼往下四横指，小腿两骨之间，距胫骨一横指处。主治：胃痛、腹胀、呕吐、下肢痿痹症等。

2.随呼气,松腹松肛,舌尖下落,重心右移,右腿弯曲下蹲,同时左脚向左前方出脚,脚跟着地成虚步,继而上体前屈,两掌相叠按于左膝,左掌在下,眼视前方(图113)(也可双掌相叠抱于涌泉),稍停。

3.身体姿势不变,唯左脚脚面着地;继而,随吸气,提肛调裆,舌抵上腭,右掌扶按右膝不动,引左掌向上;随呼气,松腹松肛,舌尖下落,左掌握拳以拳心叩击左足三里,眼随左拳(图114、图115)。如此共叩击三次。

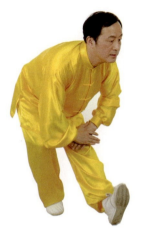

图 113

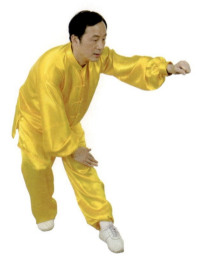

图 114

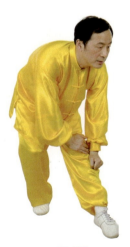

图 115

4.随吸气，提肛调裆，舌抵上腭，重心不动，随身体直起转正，两臂先内旋后外旋，侧摆外分于体侧，眼视右掌（图116）。继而两臂外旋内收，合于胸前，与肩同高、同宽，眼视前方（图117）；随呼气，松腹松肛，舌尖下落，左脚向右脚靠拢直立，同时两臂下落，两掌从小指依次卷指握拳收于腰间，眼视前方（图118）。

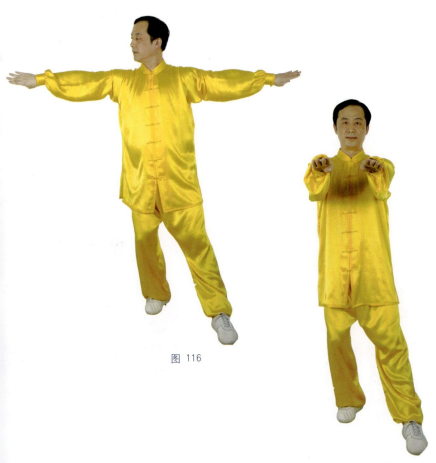

图 116

图 117

5～8拍同1～4拍，唯开步方向相反。

共做两个八拍。做完后，身体前屈，两拳变掌下按于膝盖上，两劳宫分别对准两鹤顶①（图119）。

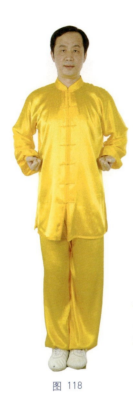

图 118

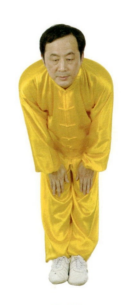

图 119

---

① 鹤顶：属经外奇穴，屈膝成90°，髌骨上缘正中。主治：膝关节痛及下肢痿痹瘫痪。

练习功效

1. 固肾壮腰（中医云：腰背委中求），补益先天（中医认为：肾为先天之本）。

2. 和胃健脾（中医云：肚腹三里留），调理后天（中医认为：脾为后天之本，胃与脾相表里）。

3. 加强腿部力量，防止钙的丢失，延缓衰老。

注意事项

1. 动作协调，俯身时，直腿膝关节不弯曲，不能至踝关节者，尽量向下即可。

2. 找准穴位，叩击力量适度。

3. 意在叩击的穴位。

4. 叩击委中时，亦可轻吐"呵"音；叩击足三里时，亦可轻吐"呼"音。

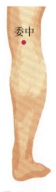

图 XXⅢ

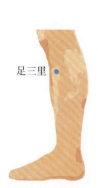

图 XXⅣ

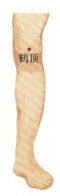

图 XXⅤ

第十七式　蹲膝抗衰

动作说明

1.随呼气，松腹松肛，舌尖下落，两腿下蹲，同时两掌劳宫穴捻揉鹤顶，上体中正，眼视前方（图120）。

2.随吸气，提肛调裆，舌抵上腭，两腿伸直，同时两掌按压双膝，眼视前方（图121）。

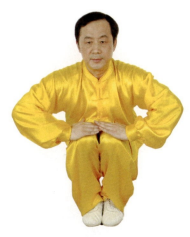

图 120

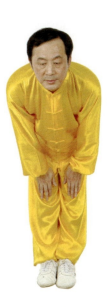

图 121

3、5、7拍同1拍；4、6、8拍同2拍。

共做一个八拍，做完后两掌置于体侧还原成并步站立式，眼视前方（图122）。

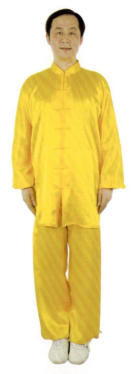

图 122

练习功效

1.增加腿部力量，预防髌骨劳损。

2.延缓衰老（俗话说：人老腿先老）。

注意事项

1.蹲起缓慢，匀速。

2.意在鹤顶。

3.身体无论起蹲，均需百会①上顶，抬头向前。

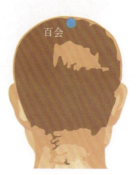

图 ⅩⅩⅥ

---

① 百会：属督脉，将两耳廓向前对折，由两耳尖连线跨过头顶与头部前后正中线之交点。主治：头痛、头晕、中风、癫狂、脱肛、阴挺。功能：升阳固脱、平肝息风、开窍宁神。

第十八式 采气补元

动作说明

1.随吸气,提肛调裆,舌抵上腭,两踵上提,两臂外旋,眼视前方(图123),继而体侧摆起合于头顶,眼视前方(图124)。

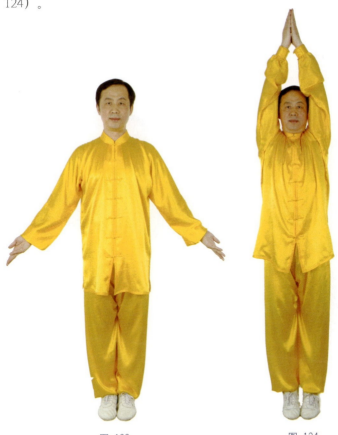

图 123　　　　　　　图 124

2.随呼气,松腹松肛,舌尖下落,两踵下落;同时,两掌经面前逐渐分开下落,还原于体侧,眼视前方(图125、图126)。

3、5、7拍同1拍;4、6、8拍同2拍。

第二个八拍

1.随吸气,提肛调裆,舌抵上腭,两臂内旋外分于体侧,高于脐平,眼视前方(图127)。

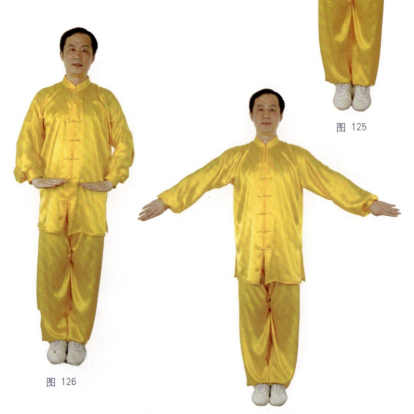

图 125

图 126

图 127

2.随呼气，松腹松肛，舌尖下落，两腿微屈，两臂外旋，内合采气归入丹田，眼视前方（图128、图129）。

3．5、7拍同1拍；4、6拍同2拍，第8拍两腿直立，两掌相叠置于丹田（男性左手在下，女性右手在下），眼视前方（图130）。

共做两个八拍，做完后，再做悠、匀、细、缓的腹式呼吸三次。

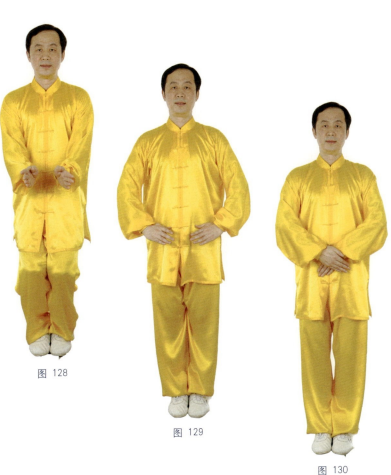

图 128

图 129

图 130

练习功效

1. 刺激足三阴、三阳经。
2. 壮中补元。
3. 调整呼吸。

注意事项

1. 动作柔缓,呼吸匀长。
2. 注重养气,意在领气、敛气、归气。

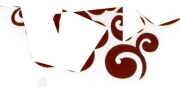

第一式　叩齿

一、动作说明

上下排牙齿快速叩击36次。

二、练习功效

1. 保健口腔，养护牙齿。

2. 改善神经系统功能。

3. 增生唾液，壮中补元。

三、练习要点

1. 力量适度，速度宜快。

2. 口齿放松，动作协调，呼吸自然。

3. 意在金津、玉液。

第二式 鼓漱

一、动作说明

两腮快速鼓动36次。

二、练习功效

1. 增生唾液,壮中补元。

2. 防治口腔疾病。

三、练习要点

1. 幅度适中,速度宜快。

2. 口齿放松,动作协调,呼吸自然。

3. 意在金津、玉液。

第三式 咽津

一、动作说明

将增生的唾液分三口咽下。

二、练习功效

1. 壮中补元，调理五脏（中医认为：津既咽下，在心化血、在肝明目、在脾益神、在肺助气、在肾生津）。

2. 防治消化疾病。

三、练习要点

1. 速度宜缓，待津液满口后缓缓咽下。

2. 意在送津入丹田。

1

　　练习前平稳思绪，排除干扰，洗干净手，修剪指甲，宽衣松带，解大小便。

2

　　练习中循序渐进，量力而行。

❸ 动作和呼吸配合,动作服务于呼吸。

❹ 意念集中,但要做到,似守非守,绵绵若存。

❺ 避大风、大寒、大暑、大湿、大燥、大火。

❻ 注意享受练习过程,注意结合养生,要自慎自持。

人体穴位图

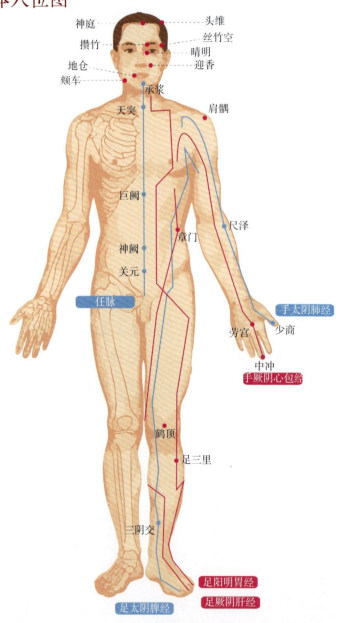

正面图

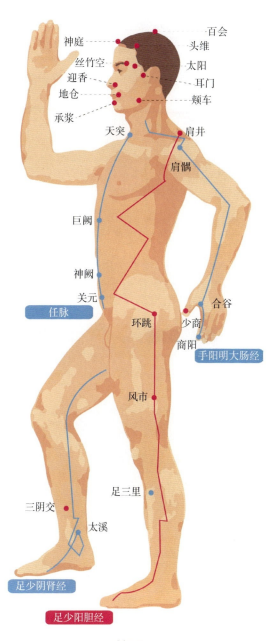

侧面图

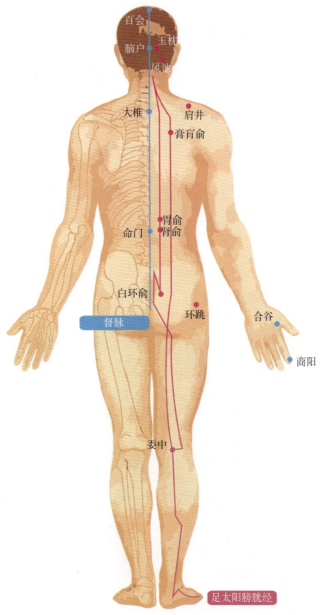

背面图